DE

L'ÉVIDEMENT

DES RÉGIONS

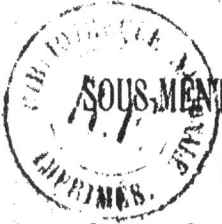

SOUS-MENTONNIÈRE ET SOUS-MAXILLAIRE

DANS LE TRAITEMENT

DE L'ÉPITHÉLIOMA DE LA LÈVRE INFÉRIEURE

PAR

Denis ROBERT

DOCTEUR EN MÉDECINE

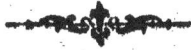

MONTPELLIER

IMPRIMERIE Gustave FIRMIN, MONTANE et SICARDI
Rue Ferdinand-Fabre et Quai du Verdanson

1904

DE

L'ÉVIDEMENT

DES RÉGIONS

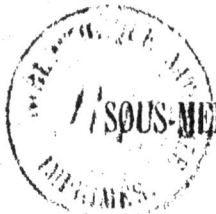

SOUS-MENTONNIÈRE ET SOUS-MAXILLAIRE

DANS LE TRAITEMENT

DE L'ÉPITHÉLIOMA DE LA LÈVRE INFÉRIEURE

PAR

Denis ROBERT

DOCTEUR EN MÉDECINE

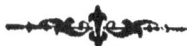

MONTPELLIER

IMPRIMERIE Gustave FIRMIN, MONTANE et SICARDI

Rue Ferdinand-Fabre et Quai du Verdanson

—

1904

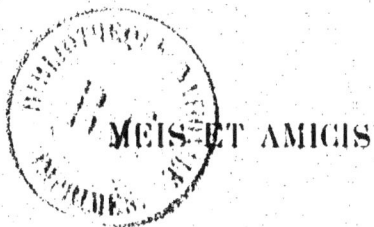

MEIS ET AMICIS

D. ROBERT

AVANT-PROPOS

Une opération que nous avons vu pratiquer fréquemment dans son service par M. le professeur Forgue a été le point de départ de ce travail.

Notre région a, en effet, le triste privilège de fournir de très nombreux cas d'épithélioma de la lèvre inférieure. Cette fréquence a été signalée, sans être expliquée, par les auteurs qui ont écrit à ce sujet. En 1836, Burin, constatant que la plupart des malades venaient des régions montagneuses de l'Ardèche, de l'Aveyron, de la Lozère, incriminait « la culture d'une terre ingrate associée à la misère et à la malpropreté habituelle des habitants », comme favorisant le développement de l'affection cancéreuse.

Nous n'essayerons pas de donner d'explications ; nous constaterons seulement que cette fréquence n'a pas diminué.

Aussi, il nous a été facile de suivre un certain nombre de malades opérés d'après la méthode que nous allons décrire. Nous avons été frappés des résultats immédiats que donne cette opération, de la sécurité plus grande qu'elle paraît donner à l'égard des récidives, et de son innocuité relative. Nous avons cru être utile aux nombreux malades de cette catégorie en exposant la technique dans ce modeste travail.

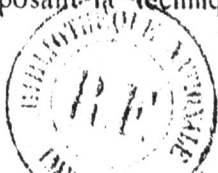

Nous étudierons d'abord la disposition normale des ganglions dont sont tributaires les lymphatiques partant de la tumeur; à la suite, nous exposerons le mode d'envahissement et de propagation des lésions, puis les statistiques que nous avons pu réunir portant sur le nombre et le siège des récidives après les opérations incomplètes. La technique opératoire fera l'objet d'un chapitre spécial. Quelques observations que nous avons pu suivre pendant notre séjour dans le service de M. le professeur Forgue termineront notre travail.

Mais, avant d'entrer dans notre sujet, qu'il nous soit permis à l'occasion de cette autre étape de la vie qu'est pour nous la fin des études médicales, de témoigner notre reconnaissance à tous nos maîtres qui ont formé notre instruction et notre éducation médicales et dont les conseils nous ont été et nous seront toujours d'une si grande utilité.

Que MM. les professeurs Grasset et Rauzier, dont nous avons été particulièrement l'élève, reçoivent l'expression de notre profonde gratitude.

Nous remercions aussi M. Jeanbrau, à l'obligeance duquel nous devons une intéressante observation.

Nous remercions tout particulièrement M. le professeur Forgue qui nous a inspiré le sujet de notre étude, et qui nous fait le très grand honneur d'accepter la présidence de notre thèse. Nous n'oublierons jamais la bienveillante sympathie qu'il nous a toujours témoignée, pas plus que ses leçons toujours si claires, si précises, si remplies d'observations scientifiques, et que nous avons pu suivre pendant un temps trop court à notre gré.

Enfin, à tous nos amis dont les bonnes relations et la sûre amitié ont contribué à nous rendre agréable cette période d'études, nous adressons nos adieux pleins de regrets.

DE
L'ÉVIDEMENT
DES RÉGIONS
SOUS-MENTONNIÈRE ET SOUS-MAXILLAIRE
DANS LE TRAITEMENT
DE L'ÉPITHÉLIOMA DE LA LÈVRE INFÉRIEURE

GANGLIONS

« Le seul progrès, dit Langenbeck dans ses Archives » pour la Chirurgie clinique, qui ait été fait dans le trai- » tement du cancer de la lèvre, consiste dans l'extirpation » de la région ganglionnaire. » Et il semble bien, en effet, que la tendance actuelle de la chirurgie soit vers ce but. Extirpation aussi complète que possible des ganglions et de leurs vaisseaux efférents, extirpation faite en un seul temps, d'un seul bloc, sans morcellements de la tumeur et de ses prolongements, par des sections en plein tissu sain, aussi loin que possible des régions infectées.

Malheureusement, la clinique ne peut suivre la marche des lésions que lorsque ces dernières ont acquis déjà une certaine importance. Pour les ganglions, en particulier, infection n'est pas équivalent d'hypertrophie; et tel gan-

glion dont on hésite à dire qu'il a une consistance diffé-
rente de la normale, est déjà infiltré de cellules épithéliales qui prolifèrent, se divisent et se multiplient.

Qu'un chirurgien enlève alors, même d'une façon très
large la tumeur, dans ce ganglion passé inaperçu, les
lésions continueront à s'accroître ; alors l'hypertrophie
deviendra manifeste et sa nature ne fera pas de doute, ce
sera la récidive ganglionnaire.

C'est pour obvier à cet inconvénient qu'on doit pratiquer l'extirpation systématique des ganglions où se rendent les lymphatiques venant des territoires infectés.

Mais quelques notions d'anatomie sont nécessaires
pour savoir quels ganglions seront atteints tout d'abord.
Voyons donc où se rendent les lymphatiques venant de
la lèvre inférieure.

Ces ganglions forment normalement deux groupes que
l'on distingue d'après leur position en sus-hyoïdiens latéraux ou sous-maxillaires et sus-hyoïdiens médians ou
mylo-hyoïdiens.

Le nombre des ganglions du premier groupe varie de
trois à six. Ils forment le long du bord inférieur du
maxillaire une chaîne s'étendant depuis l'insertion du ventre antérieur du digastrique jusqu'à l'angle du maxillaire
et reposent sur la glande sous-maxillaire. Quelques-uns
se trouvent à la face interne de la glande ; d'après certains auteurs, il s'en trouverait même à l'intérieur, en
plein tissu glandulaire, comme il s'en trouve dans la
parotide.

Leur volume est, en général, celui d'un pois, d'un haricot ; le plus volumineux, comme aussi le plus constant,
occupe le milieu de la chaîne. D'autres accompagnent
l'artère faciale au moment où elle contourne le bord inférieur du maxillaire.

Tous ces ganglions sont sous-aponévrotiques.

Les lymphatiques afférents viennent de la face cutanée et de la face muqueuse ; les premiers, abondants et très développés, naissent de la couche papillaire du derme ou au niveau des papilles ; quelques-uns viennent des sillons ou espaces interpapillaires ; d'autres, plus déliés, ont pour origine les follicules pileux et les glandes sudoripares.

Dans les papilles, ils prennent naissance par une anse plus ou moins allongée ; elle peut être double, on en voit quelquefois cinq ou six, rarement un plus grand nombre. Il se forme ensuite un vaisseau central, toujours unique, d'un diamètre considérable, en général, la moitié de celui de la papille.

Les lymphatiques venant de la muqueuse prennent naissance par un réseau de capillaires analogues à celui du derme.

Tous les lymphatiques sous-cutanés latéraux et commissuraux, tous les lymphatiques sous-muqueux sont tributaires des ganglions sous-maxillaires.

Les vaisseaux sous-cutanés sont au nombre de quatre à six de chaque côté ; les vaisseaux sous-muqueux, indépendants des troncs antérieurs, au nombre de deux.

Toutefois, d'après Poirier, ces vaisseaux afférents traverseraient fréquemment, 20 fois sur 32, de petits ganglions, dits ganglions faciaux, situés sur la face externe du maxillaire inférieur, entre le bord antérieur du masséter et le bord postérieur du triangulaire des lèvres, au-dessus du muscle peaussier.

Les lymphatiques efférents, en nombre assez variable, descendent sur la face cutanée de la glande sous-maxillaire, passent sur l'os hyoïde et vont se jeter dans les ganglions de la chaîne profonde, plus particulièrement dans ceux qui occupent la bifurcation de la carotide primitive.

Quelques-uns d'entre eux peuvent aboutir plus bas et se jeter directement dans les ganglions situés un peu au-dessus de la clavicule.

Le second groupe comprend un nombre de ganglions variable. Poirier dit de 1 à 4. Debierre n'en reconnaît que 2. Tillaux dit n'en avoir souvent rencontré qu'un. Pour Sappey, ils sont au nombre de trois le plus habituellement, quelquefois deux, rarement un seul.

Quand il est seul, il occupe la ligne médiane ; quand il s'en trouve deux, ils sont orientés transversalement ou sagittalement. Ils sont dans l'angle formé par la réunion des deux ventres antérieurs des digastriques, et reposent sur le raphé médian formé par l'entrecroisement aponévrotique des muscles mylo-hyoïdiens, dont ils sont séparés cependant par l'aponévrose cervicale superficielle. Ils sont en rapport en avant avec les deux lames du fascia superficialis, qui, en quittant le muscle peaussier, se sont intimement accolées, puis avec le tissu cellulo-graisseux sous-cutané, qui, grâce à la laxité des téguments à cet endroit, s'emmagasine parfois en grande abondance et peut faire méconnaître l'adénite, ou donner la sensation de ganglions multiples, alors que ce sont des lobules adipeux fortement comprimés dans le tissu cellulaire.

Enfin, par-dessus, s'étale la peau souple et très mobile, se laissant par conséquent facilement distendre par la tumeur ganglionnaire.

Leur volume est aussi variable. Normalement ils ont la dimension d'une lentille ou d'un petit pois. Quelquefois ils sont très rapprochés les uns des autres et se touchent en partie par leurs contours, ce qui ne permet pas de les délimiter exactement et paraît en augmenter le volume.

Leur consistance n'a rien de particulier et ressemble à celle des autres ganglions.

Ils sont moins développés chez l'adulte que chez l'enfant et ils s'atténuent encore chez le vieillard ; il en est d'ailleurs de même de tous les ganglions.

Les vaisseaux afférents, au nombre de trois ou quatre, viennent des téguments du menton et de la partie moyenne de la face cutanée de la lèvre inférieure. Ils descendent verticalement et se rendent dans les ganglions sus-hyoïdiens.

Les vaisseaux efférents se portent, les uns vers les ganglions sous-maxillaires, les autres, passant au-devant de l'os hyoïde, vont rejoindre les ganglions placés sur la face antérieure de la jugulaire externe.

Telle est la disposition normale des ganglions et des lymphatiques. Son étude nous facilitera l'étude de la marche envahissante des lésions, et nous rendra compte des dispositions de la tumeur et de ses prolongements, que nous observons chez les malades de cette catégorie ; elle sera aussi une base anatomique, sur laquelle s'appuie le procédé opératoire que nous voulons décrire.

PROPAGATION

Que l'épithélioma se présente, au début, comme un petit bouton, une fissure reposant sur une base indurée, une excoriation d'aspect papillaire recouverte d'une croutelle adhérente, ou encore comme une gerçure sans tendance à la cicatrisation, ou bien qu'il succède, comme on en cite des cas, à des plaques leucoplasiques, il est en général facilement reconnaissable. Le seul diagnostic différentiel à faire d'avec le chancre induré ne présente pas de difficultés, vu qu'en pratique la maladie date déjà d'assez longtemps quand le patient se décide à consulter.

La tumeur peut rester longtemps à cette forme du début et avoir la marche d'un cancroïde cutané ; certains débuts remontent à 10 et même à 25 ans ; mais il ne faudrait pas se baser sur ces cas particulièrement favorables, et 15 à 18 mois suffisent en général pour que l'extension de la lésion décide le malade à une intervention.

L'épithélioma débute souvent à l'union de la muqueuse et de la peau, rarement par la muqueuse, et il est constant que les premiers bourgeons néoplasiques prennent naissance aux dépens des prolongements interpapillaires de l'épiderme qui, peu à peu, augmentent de volume. La tumeur a d'abord tendance à se propager en surface ; elle commence, dit Heurtaux, par s'étendre en largeur, et l'affection marche avec lenteur tant que l'infiltration ne

dépasse pas l'épaisseur de la peau. Quand elle a franchi
le tégument, elle semble acquérir une activité nouvelle,
gagne rapidement la commissure et éprouve un moment
d'arrêt. Jusque-là, l'altération est assez superficielle, elle
va alors gagner les couches profondes. Et elle va les gagner surtout par deux prolongements qui, d'après Heurtaux, seraient à peu près constants. L'un s'étend hori-
zontalement dans la joue, l'autre est vertical et occupe
l'épaisseur même de la lèvre ; et le même auteur, ratta-
chant cette disposition à la composition anatomique de
la région, résume ainsi son opinion : « Le cancroïde tend
à marcher dans la direction des fibres musculaires, parce
qu'il trouve dans le tissu cellulaire lâche interposé entre
ces fibres, un terrain favorable à sa propagation. »

Et voici comment il l'explique : « Quand elle a franchi
« les limites du derme, l'altération rencontre l'orbiculaire
« des lèvres ; elle y trouve les fibres musculaires unies
« entre elles par un tissu cellulaire qui se laisse facile-
« ment envahir, tandis qu'à son bord inférieur, l'orbicu-
« laire est circonscrit par un tissu plus dense ; c'est pour
« cela qu'on voit le cancroïde s'étendre de préférence le
« long du bord libre de la lèvre et vers la commissure.
« Arrivé là, il trouve l'entrecroisement des deux moitiés
« de l'orbiculaire qui lui oppose une résistance assez fai-
« ble, il est vrai, mais ordinairement appréciable. Cet
« obstacle est bientôt franchi et la lésion s'étend hori-
« zontalement dans l'épaisseur de la joue en suivant le
« buccinateur.

« Pendant que ce travail s'effectue, un phénomène sem-
« blable se produit dans l'épaisseur même de la lèvre. Le
« tissu dense qui circonscrit en bas l'orbiculaire s'est laissé
« dissocier par les éléments morbides ; il a été franchi et
« le mal se propage dans une direction presque verticale

« en suivant les fibres du muscle carré et celles de la
« houpe du menton. En marchant dans cette voie, le
« cancroïde rencontre le faisceau des vaisseaux et nerfs
« mentonniers qui, à la faveur de son tissu cellulaire, le
« conduit peu à peu jusque dans le canal dentaire, où il
« fait de nouveaux progrès. »

L'examen anatomique vient confirmer les résultats
fournis par l'observation des malades. On trouve les faisceaux musculaires écartés par des traînées épithéliales
blanches ou jaunâtres qu'on peut suivre au loin et qui
parfois se sont creusé çà et là de petites cavités remplies
d'éléments épithéliaux.

Alors que l'œil ne saisit plus d'altération appréciable,
le microscope découvre des lésions moins profondes qui
continuent à suivre le même trajet.

Les muscles eux-mêmes présentent des modifications
analogues à celles que détermine l'inflammation simple ;
la substance striée s'atrophie progressivement et subit la
dégénérescence graisseuse ou vitreuse.

Les vaisseaux lymphatiques partant de la tumeur sont
rapidement envahis par des cellules émigrées du foyer primitif. Cette rapide altération se conçoit d'autant mieux,
que la tumeur commence à se développer dans la zone
papillaire qui est elle-même l'origine des capillaires lymphatiques ; tumeur et vaisseaux voisinent donc de très
près, et les cellules épithéliales n'ont qu'un court trajet à
accomplir pour réaliser l'infection lymphatique.

Cette infection, d'après Heurtaux, se produit de la façon
suivante. « Les cellules épithéliales perforent les parois
des vaisseaux lymphatiques, pénètrent ainsi dans la cavité
de ces vaisseaux et sont entraînées par le courant de la
lymphe jusque dans les ganglions les plus voisins ». Les
lymphatiques ne sont donc, au début, que des lieux de

passage des cellules qui vont faire plus loin de véritables greffes cancéreuses.

Plus tard, l'endothélium de ces vaisseaux augmente de volume, ses cellules croissent en hauteur, arrivent à se toucher par leur sommet et ferment la lumière du vaisseau.

Parvenues dans les ganglions, ces cellules occupent les sinus et les voies de la lymphe, elles prolifèrent, se multiplient et arrivent à atrophier la substance propre des ganglions dont il reste seulement la trame conjonctive, qui sert de substratum à la nouvelle tumeur.

Ainsi se trouve constitué un noyau secondaire où on trouve des cellules se reproduisant d'après le type primitif.

Les ganglions ne présentent généralement pas de réaction inflammatoire, ne sont pas douloureux et sont pris au début, chacun pour leur compte, l'infection survenant dans les ganglions qui sont rigoureusement en rapport avec la région primitivement atteinte. Ce n'est qu'à une période plus éloignée qu'ils se fusionnent par leurs bords et arrivent à former ces masses dures, compactes et volumineuses que l'on sent sous le bord inférieur du maxillaire, et qui parfois adhèrent au périoste d'une façon si intime, que la résection de l'os s'impose, si l'on veut faire une utile intervention.

Comment se produit cette adhérence ? La composition du périoste nous en donne une explication facile, après que nous avons vu l'aptitude particulière à l'infection que présente le tissu conjonctif.

Le périoste, dont la face externe se continue avec le tissu cellulaire lâche ambiant, se compose de deux couches, toutes deux de tissu conjonctif dont les éléments sont dans des proportions et des dispositions différentes.

« La couche externe, nous dit Mathias Duval, est for-
« mée de faisceaux conjonctifs volumineux et disposés
« parallèlement les uns aux autres. Entre ces faisceaux
« sont des fibres grosses, mais peu nombreuses, formant
« un réseau à mailles allongées et des cellules plates de
« tissu conjonctif.

« La couche interne qui n'est pas séparée par une ligne
« nette, mais à laquelle on arrive par des transitions gra-
« duées, est formée de faisceaux conjonctifs plus fins et de
« fibres élastiques plus minces et plus nombreuses. La dis-
« position du tissu conjonctif n'est plus si régulière, il y
« en a d'obliques et c'est de ces derniers que se détachent
« les fibres arciformes qui deviennent dans l'os les fibres
« de Sharpey ».

On comprend donc que les cellules épithéliales, après
avoir infiltré les ganglions et le tissu conjonctif périganglionnaire, gagnant de proche en proche, aillent dissocier
les fibres conjonctives du périoste. On comprend aussi
que ces fibres conjonctives plus serrées offrent une plus
grande résistance à l'envahissement, et cela nous rend
compte de la rareté relative des cas.

Après être restée quelque temps cantonnée à cette première ligne de ganglions où elle subit un premier relai et
un temps d'arrêt, l'infection rompt la barrière et à travers
les vaisseaux efférents va se greffer dans les autres ganglions de la chaîne, dans ceux qui occupent la bifurcation
de la carotide primitive et les bords de la jugulaire
interne. Peu à peu, le nombre des ganglions atteints augmente, leur volume s'accroît et leur chapelet peut descen-
dre jusque dans le creux sus-claviculaire. Ils finissent par
adhérer à la peau qui, à un moment donné, rougit et
s'ulcère. Par là s'évacue une partie de la tumeur ramollie

et il reste un orifice d'où s'élèvent des végétations épithé
liomateuses.

Parfois le travail d'ulcération se poursuit du côté des
vaisseaux et une hémorragie foudroyante en est la con-
séquence fatale ; ou bien si le vaisseau est moins impor-
tant, c'est alors la répétition des hémorragies qui, aug-
mentant la cachexie, hâte la fin du malade.

La tumeur ne se propage guère au-delà des ganglions,
la généralisation viscérale est exceptionnelle, quoique possible, et Virchow, Paget, Ollier et Bruno en ont relaté
quelques observations. Heurtaux, sur 176 cas, ne l'a
jamais vu.

Telle est la marche des lésions ; voyons maintenant
avec quelle fréquence et quelle rapidité s'effectue cet
envahissement.

Lebert, en 1846, faisant parmi les cancers une distinction spéciale pour la gravité du cancer de la lèvre inférieure, considérait l'envahissement ganglionnaire comme
très rare, et, sauf quelques exceptions, c'était l'opinion des
chirurgiens de l'époque. Broca pensait de même, du moins
au début ; plus tard, en effet, il professa une opinion contraire. Actuellement, l'accord est fait sur ce point, et l'on
peut dire avec Mollière « que dans tous les cas où il y a
cancroïde des lèvres, l'engorgement ganglionnaire est la
règle ».

Paget, Heurtaux, Lortet et Desgranges ont montré que,
au moment où les malades viennent consulter, chez la
moitié au moins on peut sentir l'engorgement ganglionnaire, et leurs statistiques portent sur de très nombreuses
observations.

Sur 38 cas, Gussenbauer n'a vu les ganglions paraître
indemnes que dans trois cas.

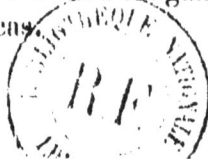

2

Fricke, sur 53 cas, a trouvé 45 fois les ganglions atteints.

Heurtaux dit que la lèvre inférieure présente une aptitude particulière à l'engorgement ganglionnaire. Ainsi, sur douze cancers où il existait de l'engorgement ganglionnaire, il s'agissait dix fois de cancers de la lèvre. Et dans une statistique plus récente portant sur 176 cas, il en trouve 91 avec engorgement et 85 cas dans lesquels il n'existait pas d'engorgement ganglionnaire.

Et cet envahissement, dans les cas à marche normale, est assez rapide. Les ganglions manifestent leur atteinte par une hypertrophie appréciable quatre à cinq mois après le début de la maladie. Mais, du fait qu'on ne sent pas les ganglions, on n'est pas en droit de les croire indemnes et il faut bien se rappeler qu'au delà des limites appréciables au toucher, il existe toujours une zone d'envahissement dans laquelle les cellules épithéliales infiltrent et dissocient les tissus qui les entourent ; et tel ganglion qui paraît avoir une consistance à peu près normale est déjà atteint et infiltré de cellules cancéreuses.

Comme contre-partie de cette proposition, on a objecté que quand la palpation accuse une hypertrophie ganglionnaire, il peut s'agir d'inflammation simple ; et à l'appui de cette idée on a cité des observations dans lesquelles l'épithélioma s'accompagnant d'engorgement ganglionnaire, l'ablation de la tumeur avait suffi à faire résorber l'engorgement.

Broca dit que toute tumeur, surtout quand elle est « ulcérée, et c'est ici le cas, s'accompagne d'un certain « degré d'inflammation chronique à la suite de laquelle « les ganglions voisins deviennent le siège d'un engorge- « ment indolent plus ou moins dur, plus ou moins volu- « mineux ; il n'y a alors absolument aucun rapport entre la

« nature de la tumeur primitive et celle de la tumeur des
« ganglions. »

Et, Laboulbène publie une observation où il est dit :
« les ganglions sous-maxillaires seront probablement
« engorgés sous l'influence de l'inflammation seule; aussi
« peuvent-ils revenir à l'état normal, puisque la cause in-
« flammatoire a été enlevée par une opération chirur-
« gicale ».

Tout cela peut arriver, en effet, et se comprend très
bien ; mais la difficulté en clinique consiste à établir un
diagnostic différentiel exact entre l'adénite inflammatoire
chronique et l'adénite épithéliomateuse. C'est là le point
difficile, on pourrait même dire impossible, et il ne se trouverait pas de chirurgiens qui, ayant les ganglions hypertrophiés sous les yeux, s'attacheraient à établir une aussi
subtile distinction. Tout engorgement ganglionnaire voi-
sin d'une tumeur est au moins suspect, il doit être traité
comme tel.

La recherche et la palpation des ganglions est chose
facile si l'on a soin de faire baisser la tête du malade, de
façon à ce que le muscle peaussier et l'aponévrose superficielle se laissent déprimer. La pulpe des doigts intro-
duite sous le maxillaire sent des masses dures, qui parfois paraissent accolées à l'os et se prolongent sur une
partie de sa longueur.

Les ganglions sous-mentonniers peuvent être perçus
de plusieurs façons : On peut, en introduisant un doigt
dans la bouche, les sentir sous le plancher buccal ; on
peut aussi, puisqu'ils sont sus-aponévrotiques, les pren-
dre entre les doigts en faisant un pli à la peau. Ces derniers sont généralement moins volumineux que les premiers.

Il ne faudrait pas, dans la recherche des ganglions, se

laisser exclusivement guider par le siège de la tumeur. Il n'y a pas correspondance absolue, et telle tumeur de la partie droite de la lèvre inférieure peut très bien retentir sur le groupe ganglionnaire situé du côté opposé, et telle autre tumeur médiane peut avoir provoqué une adénite sous-maxillaire intense, alors que les ganglions sous-mentonniers paraissent à peine atteints. Les anomalies qui peuvent exister dans la distribution des vaisseaux lymphatiques, comme dans les vaisseaux sanguins, nous font comprendre la production de ces faits.

RÉCIDIVES

Quand on consulte les statistiques, on en dégage cette conclusion optimiste, qu'on peut guérir le cancer de la lèvre, et tous les cliniciens peuvent apporter des observations à l'appui.

Un grand nombre de statistiques à ce sujet ont été publiées, nous ne citerons brièvement que quelques chiffres qui permettront de voir les résultats obtenus en bloc, sans tenir compte de la technique opératoire.

Vorner, sur ses 275 opérés, a eu 71, soit 25 pour 100, morts d'une autre affection après une période de guérison maintenue 8 ans. Il est bien évident que si on considère comme guéri tout épithélioma qui n'a pas récidivé au bout de trois ans, le chiffre des guérisons augmente ; cependant, parmi ce même nombre de cas, 89, soit 32 pour 100, étaient vivants et bien portants 8 ans après.

Meyer cite des cas de guérison maintenue depuis douze, dix-neuf ans et plus.

Maïweg sur 182 cas a 57 récidives ou morts, 44 guéris, mais n'ayant pas encore atteint la troisième année, 32 survivent depuis trois à six ans, 47 ont franchi la sixième année.

Donc, par des opérations souvent insuffisantes, faites d'après les procédés opératoires qui dans beaucoup de cas peuvent laisser des tissus infiltrés où le cancer pourra non pas récidiver, mais se continuer, on obtient des survies durables, équivalentes en somme à une guérison.

Il est bien évident qu'il y aurait lieu de tenir compte des types anatomiques et de considérer « leur échelle de curabilité »; mais nous sommes obligés de nous en tenir à la statistique brute et totale des guérisons opératoires.

Il serait également très intéressant de savoir quel a été dans ces cas le siège des récidives. On pourrait apprécier ainsi, jusqu'à un certain point, les chances en plus de guérison qu'on donne aux malades par l'extirpation aussi totale et systématique que possible des ganglions cancéreux ou suspects. Malheureusement la plupart des statistiques sont muettes à ce sujet. On conçoit, d'ailleurs, qu'elles soient difficiles à établir, le malade se faisant opérer dans des endroits ou par des chirurgiens différents. Aussi, en compulsant la littérature médicale, n'avons-nous trouvé qu'un nombre restreint de statistiques relatant le siège des récidives ; elles suffiront cependant à prouver que les ganglions sont fréquemment en cause quand le malade se présente à une seconde opération.

Voici une statistique de de Bruns rapportée par Lortet. Elle porte sur 55 cas seulement, mais ils ont été suivis pendant un long espace de temps : de 1843 à 1856.

Morts avec récidive.	. .	33 cas
— sans —	. .	7 —
Vivants avec récidive	. .	3 —
— sans —	. .	12 —

Donc, sur 55 cas on a 35 récidives qui se répartissent comme suit :

Lèvre et menton. . . .	13 fois
Région génienne. . . .	3 —
Maxillaire inférieure. . .	5 —
Ganglions sous-maxillaires.	8 —
Parties latérales du cou. .	4 —
OEsophage.	2 —
Généralisation	1 —

Cette statistique est intéressante à plusieurs points de vue. Elle nous montre tout d'abord que la récidive s'est faite très souvent dans une région très rapprochée du siège primitif ; d'où la nécessité de faire une large ablation de la tumeur. Elle nous montre aussi, que sur trente-six récidives, douze, c'est-à-dire un tiers ont eu pour siège les ganglions lymphatiques sous-maxillaires ou carotidiens. Peut-être à ces douze cas devrait-on ajouter les trois cas de récidive dans la région génienne et les mettre sur le compte des ganglions qui se trouvent en cet endroit. La statistique n'étant pas explicite, nous n'en tenons pas compte, et nous avons néanmoins 33 0/0 de récidives ganglionnaires.

Voici quatre observations résumées brièvement que nous trouvons dans le compte rendu annuel des cliniques chirurgicales de l'Hôtel-Dieu de Marseille en 1890. Si elles ne permettent pas d'établir une statistique, elles auront du moins l'avantage de montrer la rapidité avec laquelle la récidive ganglionnaire peut se montrer.

Dans l'observation Ire il s'agit d'un épithelioma de la lèvre inférieure sans ganglions appréciables. La tumeur est enlevée en 1889. Le malade rentre à l'hôpital en 1890 pour une tumeur ganglionnaire sous-maxillaire suppurée. Pas de récidive locale.

Obs. II. — Une première opération est faite le 31 mars

1889 avec ablation des ganglions sous-maxillaires. La glande est même enlevée, d'après le procédé de Kocher. Le malade rentre le 8 octobre, avec dans la région sus-hyoïdienne, une tumeur volumineuse. La région sous-maxillaire était transformée en une plaque dure formant cuirasse dans cette région.

Obs. III. — Une première opération est faite le 6 avril 1889. Le malade entre le 7 août avec récidive dans les ganglions sous-maxillaires. Pas de récidive locale, réunion parfaite.

Obs. IV. — Après une opération faite d'une façon incomplète, le malade rentre, trois mois après, avec une tumeur volumineuse placée sous les parties latérales du cou et ayant pour siège les ganglions carotidiens, et meurt de cachexie quelques jours après sa rentrée à l'hôpital.

Donc récidive dans des ganglions qui, cliniquement, paraissaient sains, et récidive rapide ; voilà une série d'observations qui nous confirme bien dans l'opinion que nous avons sur la nécessité de pratiquer l'extirpation systématique des ganglions lymphatiques.

Nous trouvons d'autre part, dans la thèse de Plicque, les observations de douze malades, suivis pendant un temps assez considérable. Les récidives ganglionnaires se sont produites dans une proportion encore plus considérable que dans la statistique de de Bruns. Qu'on nous permette de les citer sommairement.

Obs. I. — Epithélioma de la commissure gauche. Excision en 1868. Récidive ganglionnaire et deuxième opération en 1869.

Obs. II. — Epithélioma de la lèvre inférieure. Excision. Récidive sur place 6 mois après.

Obs. III. — Opération pour épithélioma de la lèvre inférieure. Récidive ganglionnaire. Deuxième opération. Guérison maintenue.

Obs. IV. — Epithélioma de la lèvre inférieure. Ablation simple. Récidive dans la cicatrice.

Obs. V. — Epithélioma de la lèvre inférieure. Ablation en janvier 1871. Récidive sur place en août 1871. Deuxième opération. Guérison maintenue en 1875.

Obs. VI. — Epithélioma de la lèvre chez une femme, début remontant à sept ans. Ablation en 1866. Guérison après une deuxième opération pour récidive sur place.

Obs. VII. — Le 10 juillet 1860. Opération pour épithélioma de la lèvre inférieure. Récidive dans la cicatrice.

Obs. VIII. — Opération le 25 mars 1865 d'un épithélioma datant de quatre semaines. Récidive immédiate ; nouvelle excision. Guérison.

Obs. IX. — Cancer de la lèvre inférieure opéré en 1875. Récidive ganglionnaire. Deuxième opération. Guérison maintenue en 1881.

Obs. X. — Cancer de la lèvre opéré en 1865 ; cautérisé en 1866. Reexcisé en 1868. Guérison maintenue en 1881.

Obs. XI. — Opération en 1864 pour cancer de la lèvre inférieure. Récidive ganglionnaire en 1869. Ablation des ganglions et récidive dans la cicatrice en 1870.

Obs. XII. — Cancer de la lèvre inférieure. Excision 6 mois après le début. Récidive dans les ganglions. Nouvelle opération. La guérison se maintient trois ans après.

Cette série d'intéressantes observations nous donne donc un pourcentage de récidives ganglionnaires encore plus élevé que la statistique de De Bruns. En effet, au lieu de 33 % nous avons ici 41 %. Et encore faut-il remarquer dans la série, des cas particulièrement favorables. Tel celui de l'obs. VIII, où il s'agit d'un épithélioma pris tout à fait au début, c'est-à-dire quatre semaines après le début ; tel celui de l'obs. VI, où il s'agit d'un épithélioma datant de 7 ans, c'est-à-dire à marche très lente. Circonstances très favorables, et dans lesquelles les ganglions avaient de fortes chances d'être indemnes.

Une autre conclusion intéressante qu'on peut tirer de ces observations, c'est que l'épithélioma de la lèvre au début ou récidivé a peu de tendance à la généralisation ou aux métastases viscérales, qu'il se cantonne longtemps aux endroits accessibles au chirurgien, qu'il permet par conséquent une seconde et troisième opération quand elle devient nécessaire.

Une statistique de Maïveg est très intéressante à cet égard. Elle porte sur 182 cas et donne un total de 135 guérisons actuelles. Or, sur 135 guérisons, 106 ont été obtenues après une première intervention, 14 après une deuxième, 4 après une troisième, 1 après une quatrième.

Heurtaux, dans sa thèse sur le Cancroïde en général, parue en 1860, nous donne sinon des résultats et une statistique, du moins une opinion qui vient corroborer les statistiques précédentes.

« Tandis que, dit-il, les récidives locales sont fréquen-« tes dans toutes les variétés, presque toutes les récidives « ganglionnaires se rapportent à des cancers siégeant à « la langue et à la lèvre inférieure. » Et il donne les récidives ganglionnaires comme plus fréquentes dans le cancer de la lèvre que dans celui de la langue.

Et dans un travail plus récent il donne une statistique portant sur trente cas. Il a eu 16 guérisons et 14 récidives. Tous ces malades étaient, tant les uns que les autres, dans un état fort grave au moment de l'opération, le mal était très étendu et les ganglions envahis en plus ou moins grand nombre. Tous furent opérés de façon à enlever le mal aussi complètement que possible. Or dans les 14 cas de récidive, la récidive s'est faite : tantôt à la fois sur place et dans les ganglions lymphatiques, tantôt dans ces derniers seulement, mais les ganglions ont toujours participé à la récidive.

Pour Cortyl, « la récidive se fait communément dans les ganglions sous-maxillaires et sous-sterno-mastoïdiens alors qu'il n'y a pas récidive sur place ».

Stiéda, dans les *Archives de Langenbeck*, déclare que la récidive se fait presque toujours dans les ganglions.

M. Forgue, après de nombreuses interventions pour des récidives ganglionnaires, considère cette localisation comme très fréquente.

Il n'y a d'ailleurs pas lieu de s'étonner de cette concordance d'opinions, et l'épithélioma de la lèvre est dans la loi générale. Nous savons en effet que le retentissement ganglionnaire est la règle dans tout cancer. Celui-ci ne fait donc que continuer son évolution plus ou moins rapide dans les ganglions, quand l'opérateur n'a pas fait l'extirpation suffisamment large des tissus infectés.

TECHNIQUE OPÉRATOIRE

Les procédés opératoires anciens étaient nombreux, chaque chirurgien les faisait varier suivant le cas ; Burin en comptait 44 en 1839. Qu'il nous suffise de dire qu'ils n'avaient généralement en vue que la tumeur elle-même. On ne s'occupait des ganglions que quand la palpation les montrait manifestement hypertrophiés, et on en faisait l'extirpation à travers une incision suivant le bord inférieur du maxillaire, incision tout juste suffisante pour permettre le passage de la tumeur ganglionnaire. Il est facile de voir tout ce qu'avaient d'incomplet les opérations ainsi conduites. Outre que le tissu périganglionnaire infecté échappait au bistouri, les vaisseaux lymphatiques qui avaient porté la contagion, et qui étaient eux-mêmes infectés de cellules épithéliomateuses, continuaient à proliférer, et amenaient une récidive plus ou moins rapide.

Les ganglions sous-mentaux étaient, d'après la même méthode, extirpés à travers une incision transversale.

Cette méthode supposait donc que tout ganglion cancéreux manifeste son infection par un changement de volume ; or, nous savons qu'il n'en est rien et que les ganglions peuvent être infectés sans hypertrophie notable ; à peine leur lésion se révèle-t-elle par une consistance un peu plus dure et qu'il est quelquefois difficile et même impossible d'apprécier en clinique.

Il faut donc, pour que toute opération d'épithélioma soit complète, qu'elle soit suivie de l'ablation systématique de tous les ganglions où se rendent les lymphatiques infectés. C'est ce que nous avons vu faire dans le service de M. Forgue, d'après une technique opératoire spéciale qui donne d'excellents résultats immédiats, et fournit le maximum de garanties contre la récidive.

Broca, dans le traité de chirurgie de Duplay et Reclus, parle d'un procédé qu'il a appliqué à un de ses malades, c'est-à-dire à un cas très spécial, et dont le premier temps opératoire a quelque analogie avec celui que nous allons décrire. D'autre part, Stieda, dans les *Archives de Langenbeck*, fait mention d'un procédé semblable, mais l'un et l'autre l'appliquent à quelques cas et n'en donnent pas les règles opératoires bien nettes ni bien précises.

La région étant rasée et aseptisée, on renverse en arrière la tête du malade en mettant un drap alèze sous les épaules.

Dans un premier temps opératoire, on fait, en suivant le bord inférieur du maxillaire, une incision parabolique partant de l'angle et s'étendant jusqu'au point symétrique (fig. I).

On place une pince à abaissement sur le milieu de l'incision et on dissèque rapidement un vaste lambeau comprenant la peau, le tissu cellulaire sous-cutané et le muscle peaussier. Le lambeau est rabattu jusqu'à une ligne horizontale passant par l'os hyoïde (fig. II).

On a ainsi un vaste espace triangulaire dont les branches horizontales du maxillaire limitent les côtés ; le plancher est formé par le muscle mylo-hyoïdien que croise le ventre antérieur du digastrique et plus en arrière par l'hyo-glosse.

Fig. 1

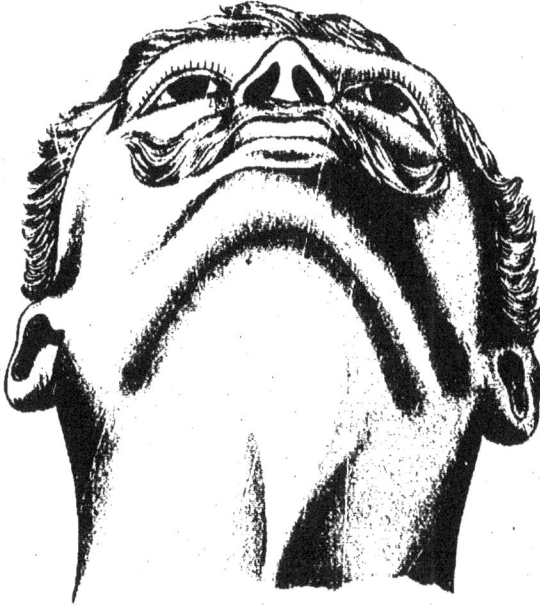

Fig. 2

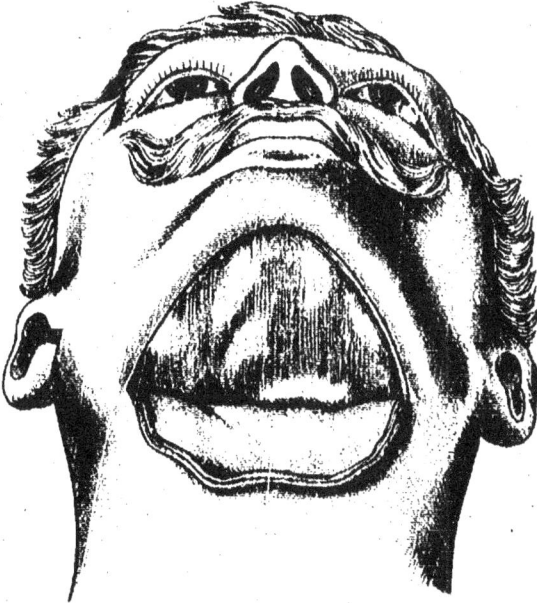

Dans cette région ainsi préparée se trouvent ganglions et lymphatiques venant de la tumeur.

Dans un second temps opératoire, on enlève aux ciseaux courbes, et en commençant par la ligne médiane, les ganglions et lymphatiques infectés, la graisse et le tissu conjonctif dans lesquels ils sont noyés, la partie antérieure des digastriques, en un mot, tout ce qui se trouve au dessus du muscle mylo-hyoïdien jusqu'à ce que ce muscle apparaisse comme dans une préparation anatomique, depuis son insertion mentonnière jusqu'à son insertion hyoïdienne. Ganglions et lymphatiques de la région sont ainsi sûrement enlevés.

On poursuit la dissection dans la direction des ganglions sous-maxillaires, tout en enlevant les ganglions qui se trouvent sur le trajet, jusqu'à ce qu'apparaisse le muscle hyo-glosse.

Dans ce temps opératoire, la glande sous-maxillaire est enlevée aussi complètement que possible, cela n'offre pas d'inconvénients et présente l'avantage d'une extirpation plus totale des ganglions, car, dans un certain nombre de cas, il s'en trouve inclus dans la glande elle-même.

On enlève également les ganglions qui se trouvent sur le trajet de l'artère et de la veine faciale, et que M. Forgue a vu indurés d'une façon à peu près constante. Les vaisseaux sont généralement sectionnés. Une pince hémostatique arrête aussitôt l'hémorragie.

La loge sous-maxillaire apparaît alors vidée complètement, et tout prolongement de la tumeur paraît alors enlevé d'une façon aussi complète que possible et d'un seul bloc (fig. III).

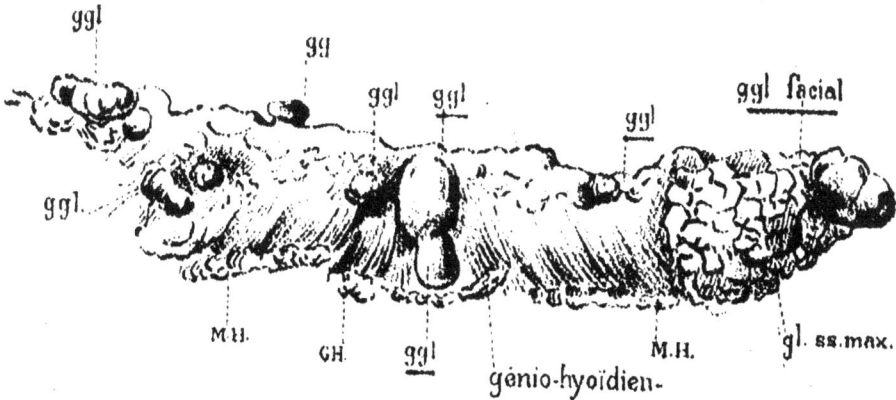

ggl   gg   ggl   ggl   ggl   ggl facial

ggl.

M.H.   GH.   ggl   M.H.   gl. ss.max.

génio-hyoïdien-

Dessin d'après nature, fait dans le service de M. le professeur Forgue.
Toute la chaîne des ganglions et la glande sous-maxillaire sont enlevées
d'un seul bloc.

Dans le troisième temps, on s'occupe de la tumeur.
Elle est circonscrite bien au delà de la zone indurée, et
en plein tissu sain par deux incisions partant du bord
libre de la lèvre inférieure et allant tomber verticalement
sur l'incision parabolique. L'excision de ce pont de peau,
dont une partie paraît saine, est encore une nouvelle garantie contre la récidive. Elle comprend, en effet, les
lymphatiques qui ont amené jusqu'aux ganglions les cellules cancéreuses, lymphatiques qui, eux-mêmes infectés
sont par conséquent une amorce pour la récidive.

C'est un procédé analogue à celui qu'on utilise dans
l'amputation d'un sein cancéreux, où l'on enlève en même
temps que la tumeur, la bande de peau qui la relie aux ganglions et qui recèle les vaisseaux infectés.

L'opération se termine par une hémostase rigoureuse.
Dans la poche que l'on forme, lorsqu'on réapplique le

lambeau, le sang peut en effet s'accumuler facilement, la compression ne pouvant être faite en cette région d'une façon suffisante ; une de nos observations est très instructive à cet égard.

Langenbeck conseille de placer un drain ou de la gaze iodoformée.

Nous avons toujours vu M. Forgue suturer complètement la plaie, et aucun accident n'arriver de ce fait.

L'opération ainsi conduite, n'offre pas plus de dangers, n'a pas plus de gravité que les incisions successives que l'on devait faire pour l'extirpation des ganglions. Sa durée n'est pas plus considérable, les régions étant bien sous les yeux, les divers temps opératoires se font rapidement.

D'autre part, on voit combien plus facilement et plus totalement peut être pratiquée l'extirpation des régions infectées, et combien plus de garantie contre la récidive donne cette opération ainsi méthodiquement conduite.

Observation Première

Recueillie dans le service de M. le professeur Forgue

Régis Ch...., âgé de 48 ans, exerçant la profession de lutteur. Le 1er juin 1902, pendant une séance de lutte, reçoit un coup sur la mâchoire inférieure, alors que sa lèvre se trouvait prise entre les dents, et un lambeau de sa lèvre est presque complètement sectionné, un coup de ciseau achève de le détacher. Il ne se préoccupe pas autrement de sa blessure et continue la lutte. Aucun pansement, aucun lavage ne furent faits à ce moment.

Le malade remarque au bout de quelque temps que la plaie ne se cicatrisait pas ; qu'au contraire, sur les bords poussaient des bourgeons papillomateux plus ou moins exubérants. Il s'adressa alors à des empiriques et pendant plusieurs mois les topiques les plus divers furent successivement employés.

Ce n'est que dans les premiers jours de novembre 1903 qu'il se décide à entrer à l'hôpital. La lèvre inférieure est à ce moment le siège d'un épithélioma typique. Elle a triplé de volume, est infiltrée sur une grande hauteur et envahie d'une commissure à l'autre. D'énormes bourgeons charnus, saignant facilement, séparés par des crevasses profondes d'où l'on voit sourdre un pus fétide occupent toute la lèvre. La tumeur est aplatie à son extrémité libre par la pression de la lèvre supérieure. La tumeur est indolore et a surtout augmenté de volume dans les derniers temps.

Les ganglions sous-maxillaires sont engorgés et remplissent la loge sous-maxillaire en avant de la glande ; on sent seulement une masse sans réussir à les séparer. Le malade accuse de la douleur quand on explore cette région.

Les ganglions sous-mentonniers sont moins volumineux, ils sont cependant nettement perceptibles sous la forme de petits noyaux de la grosseur d'un pois.

Pas d'antécédents héréditaires ni personnels intéressants, pas de syphilis ; le malade n'a jamais fumé.

L'état général est excellent, le malade a la constitution robuste que nécessitait la profession de lutteur.

Opération par M. Forgue le 10 novembre, d'après la méthode précédemment décrite. Les ganglions sous-maxillaires, sous-mentonniers sont extirpés, la loge vidée soigneusement. La tumeur est enlevée par deux incisions partant du bord libre de la lèvre et tombant perpendiculairement sur la première incision. Pas de complications opératoires. Réunion complète aux crins de Florence. On ne laisse dans la plaie ni drains, ni gaze iodoformée.

Le 20 novembre la cicatrisation était complète, les fils avaient été enlevés quelques jours avant et le malade sortait de l'hôpital le 26 novembre dans un état satisfaisant, parlant facilement et s'alimentant sans trop de difficulté.

Observation II

Due à l'obligeance de M. le professeur agrégé Jeanbreau

Homme de 64 ans, sans antécédents personnels pathologiques. Arthritique. Grand fumeur.

Il y a un an, induration sur le bord libre de la lèvre

inférieure un peu à gauche de la ligne médiane; cette induration s'est ulcérée il y a six mois.

Etat actuel : épithélioma de la lèvre inférieure du volume d'une petite noix.

On perçoit deux petits ganglions mobiles dans la région sous-maxillaire gauche.

Opération en octobre 1903. Anesthésie à l'éther. Sur le conseil de M. Forgue, M. Jeanbreau enlève d'abord largement la tumeur en sectionnant en tissus sains et procède à l'exploration de la région sus-hyoïdienne. Incision parabolique suivant le bord inférieur du maxillaire. Libération des téguments et exposition des régions sous-maxillaires et sus-hyoïdiennes. Aux ciseaux courbes on enlève deux ganglions du volume d'un gros haricot et trois autres plus petits. Rien à droite. Suture.

Pour reconstituer la lèvre inférieure, M. Jeanbreau est obligé de faire deux incisions libératrices à droite et à gauche, et de libérer deux lambeaux dont le bord libre est ourlé avec quatre crins de Florence.

Pansement au stérésol.

Suites opératoires. Le surlendemain la salive ayant imbibé le pansement, on le change. Il s'est fait un hématome sus-hyoïdien. La région qui a été disséquée est occupée par une collection fluctuante qui paraît être du sang. On ponctionne au bistouri, il sort un liquide formé de sérosité purulente et de sang et quelques petits caillots.

La guérison se fit sans incident, le résultat esthétique qui laissait à désirer immédiatement après l'opération est excellent à la sortie du malade vers le 15 décembre.

Observation III

T..., cultivateur, 56 ans. Sans antécédents personnels pathologiques. N'a jamais fumé.

Antécédents héréditaires intéressants. Son père serait mort, à 30 ans, d'un épithélioma de la lèvre qui aurait évolué en trois ou quatre ans.

Il y a plus de deux ans que la maladie actuelle a débuté.

Il s'est formé, au début, dans la partie médiane de la lèvre inférieure, des gerçures avec production de croûtes qui disparaissaient au bout de quelque temps, pour reparaître bientôt après. Le malade a appliqué de nombreux topiques sur la tumeur.

Il y a un mois, un peu à droite de la ligne médiane il s'est développé, à l'union de la muqueuse et de la peau, un petit bouton indolore, qui a actuellement le volume d'un pois et est recouvert d'une croûte blanchâtre.

La lèvre a un peu augmenté de volume, mais n'est pas infiltrée sur une grande hauteur.

Dans la région sous-mentonnière, on sent en faisant un pli à la peau deux ganglions très petits, durs, roulant sous le doigt, qu'on peut énucléer comme un noyau de fruit. Dans la région sous-maxillaire, rien de bien net.

Opération le 26 décembre 1903. Anesthésie à l'éther. M. Abadie enlève d'abord largement la tumeur, puis explore la région sus-hyoïdienne. Incision le long du bord inférieur du maxillaire, extirpation des ganglions sous-mentonniers et du tissu périganglionnaire. Les loges sous-maxillaires sont également vidées, on enlève deux ganglions ayant une consistance légèrement indurée.

Reconstitution facile de la lèvre inférieure. Suture de toute la plaie avec des crins de Florence.

Pas de suites opératoires, la guérison se fit sans incidents et le malade sorti guérit le 5 janvier 1904.

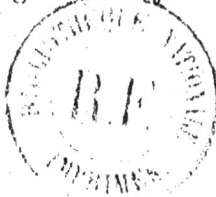

CONCLUSIONS

Les statistiques précédentes prouvent surabondamment que, dans le cancer de la lèvre inférieure, l'engorgement ganglionnaire existe dans la grande majorité des cas, et elles prouvent aussi que ces ganglions sont, après une opération incomplète, le siège très fréquent de récidives.

L'opération que nous avons décrite, pratiquée d'une façon systématique, a pour but d'y remédier dans la mesure du possible. Elle n'a pu encore faire ses preuves ni fournir une statistique; mais dans cette thérapeutique des cancers, où les plus audacieuses et les plus louables, tentatives n'amènent le plus souvent que des résultats bien incertains, nous pensons qu'avec ce procédé opératoire, basé sur des données anatomiques et cliniques incontestables, les statistiques iront s'améliorant, que les récidives seront moins fréquentes et les périodes de guérison de plus en plus longues.

BIBLIOGRAPHIE

DUPLAY et RECLUS. — Traité de chirurgie.

POIRIER. — Traité d'anatomie.

SAPPEY. — Traité d'anatomie.

FORGUE et RECLUS. — Thérapeutique chirurgicale.

LE DENTU et DELBET. — Traité de chirurgie.

CORNIL et RANVIER. — Anatomie pathologique.

LEBERT. — Traité de chirurgie.

BURIN. — Thèse de Montpellier, 1836 ; *Montpellier Médical.*

LORTET. — Thèse Paris, 1861.

HEURTAUX. — Thèse Paris, 1860.

BOUISSON. — *Montpellier Médical*, 1859.

STIEDA. — Archiv. für Klinische chirurgie de Langenbeck.

FRICKE. — Archiv. für Klinische chirurgie de Langenbeck.

VILLENEUVE. — *Marseille Médical*, 1890.

CORTYL. — Thèse Paris, 1896.

FORGUE. — Pathologie externe.

PLICQUE. — Thèse Paris, 1888.

VANNEUFVILLE. — *Journal des Sciences Médicales*, Lille, 1887.

CRILLON. — Thèse Montpellier, 1897.

MATHIAS DUVAL. — Histologie normale.

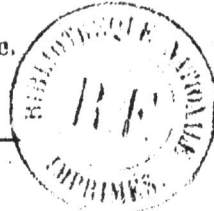

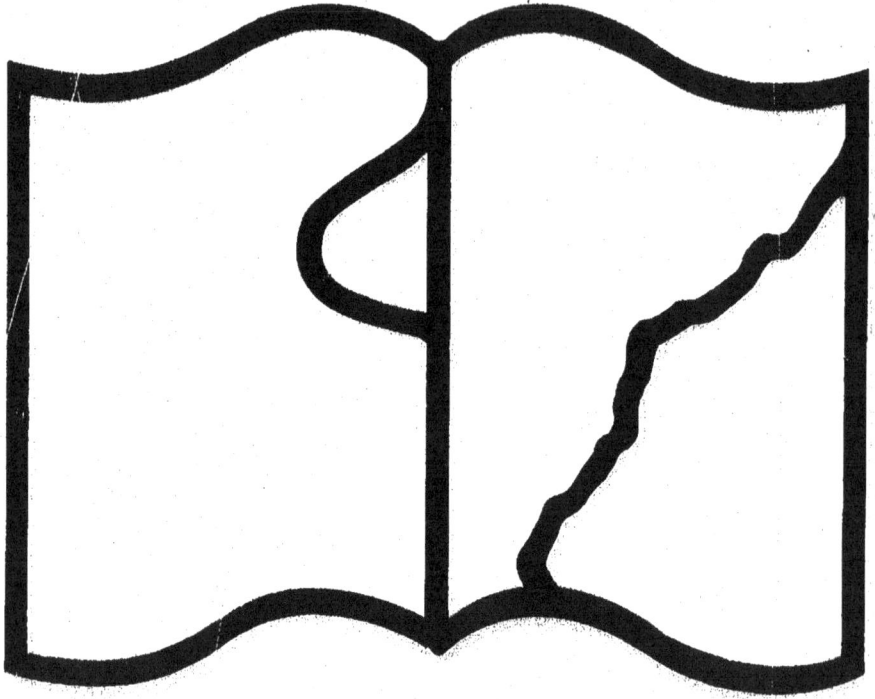

Texte détérioré — reliure défectueuse

NF Z 43-120-11

www.ingramcontent.com/pod-product-compliance
Lightning Source LLC
Chambersburg PA
CBHW060452210326
41520CB00015B/3919